COMPÉTENCES DE PLEINE CONSCIENCE POUR LES ENFANTS AVEC TDAH

Guide du parent pour enseigner la pleine conscience, les techniques d'auto-apaisement et les compétences de résilience aux enfants atteints de TDAH

Par

Dr Hilda Nelson

TABLE DES MATIÈRES

INTRODUCTION

Bienvenue dans « Pleine conscience pour les enfants atteints de TDAH », un guide complet pour aider les enfants atteints du trouble déficitaire de l'attention avec hyperactivité (TDAH) à cultiver la pleine conscience et à améliorer leur bien-être général. En tant que parent, soignant ou professionnel de la santé mentale, vous comprenez les défis associés au TDAH. Ce livre est conçu pour vous fournir une ressource précieuse pour aider les enfants atteints de TDAH à développer une meilleure concentration, autorégulation et conscience de soi grâce à des pratiques de pleine conscience.

Comprendre le TDAH et les avantages de la pleine conscience

Le TDAH est un trouble neurodéveloppemental qui touche des millions d'enfants dans le monde. Elle se caractérise par des symptômes d'inattention, d'hyperactivité et d'impulsivité, qui peuvent avoir un impact sur la capacité d'un enfant à réussir à l'école, à nouer des relations et à gérer ses émotions. Bien que les médicaments et la thérapie comportementale soient des traitements efficaces contre le TDAH, les pratiques de pleine conscience se sont révélées prometteuses pour compléter ces approches.

La pleine conscience est la pratique consistant à être présent et conscient du moment présent, sans jugement ni distraction. Il a été démontré qu'il réduit le stress, l'anxiété et la dépression chez les enfants et les adultes. Pour les enfants atteints de TDAH, la pleine conscience peut aider à améliorer la concentration, la mémoire de travail et la régulation émotionnelle. De plus, la pleine conscience peut améliorer la conscience de soi, l'acceptation de soi et l'auto-compassion, conduisant à un plus grand bien-être général.

Comment utiliser ce livre

Ce livre est conçu pour être un guide pratique destiné aux parents, aux soignants et aux professionnels de la santé mentale qui travaillent avec des enfants atteints de TDAH. Le livre est divisé en chapitres qui explorent les avantages de la pleine conscience pour les enfants atteints de TDAH, fournissent des conseils sur la manière d'introduire les pratiques de pleine conscience aux enfants et proposent une gamme d'exercices et d'activités de pleine conscience adaptés aux enfants d'âges et de capacités différents.

Tout au long de ce livre, nous explorerons les sujets suivants :

- Les bienfaits de la pleine conscience pour les enfants atteints de TDAH
- Comment introduire les pratiques de pleine conscience aux enfants
- Exercices et activités de pleine conscience pour les enfants de différents âges et capacités
- Conseils pour intégrer la pleine conscience dans les routines et activités quotidiennes
- Stratégies pour surmonter les défis et obstacles courants

Ce livre n'est pas destiné à remplacer un traitement médical ou thérapeutique professionnel. Il s'agit plutôt d'une ressource complémentaire qui peut être utilisée conjointement avec d'autres traitements pour soutenir le bien-être des enfants atteints de TDAH.

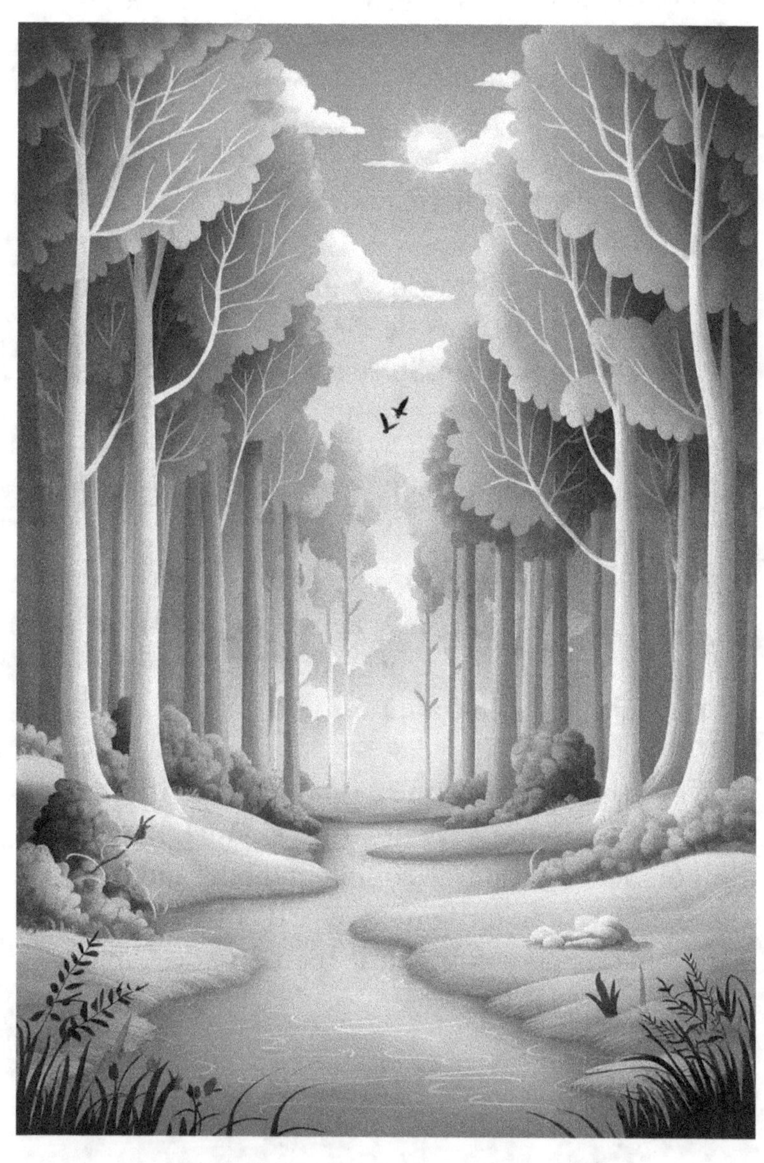

COMPÉTENCES DE PLEINE CONSCIENCE POUR LES ENFANTS AVEC TDAH

CHAPITRE 1

Qu'est-ce que la pleine conscience et comment aide-t-elle avec le TDAH ?

La pleine conscience est un outil puissant qui peut aider les personnes atteintes du trouble déficitaire de l'attention avec hyperactivité (TDAH) à gérer leurs symptômes et à améliorer leur bien-être général. **Mais qu'est-ce que la pleine conscience exactement et comment fonctionne-t-elle ?**

À la base, la pleine conscience est la pratique consistant à être présent dans l'instant présent, en prêtant attention à vos pensées, sentiments et sensations sans jugement ni distraction. Il s'agit de cultiver la conscience et l'acceptation du moment présent, tel qu'il est. Cela peut être une tâche difficile, en particulier pour les personnes atteintes de TDAH, qui souffrent souvent d'impulsivité, d'inattention et d'hyperactivité.

Prenons un exemple. Imaginez que vous essayez de vous concentrer sur une tâche, mais que votre esprit continue de vagabonder vers d'autres choses. Vous pourriez vous retrouver à penser à ce que vous devrez faire plus tard ou à vous inquiéter de quelque chose qui s'est produit plus tôt. Il s'agit d'une expérience courante pour de nombreuses personnes, mais pour les personnes atteintes de TDAH, il peut être particulièrement difficile de rester concentré.

La pleine conscience peut vous aider en vous apprenant à devenir plus conscient de vos pensées et de vos sentiments et à apprendre à les gérer plus efficacement. En pratiquant la pleine conscience, vous pouvez développer une plus grande conscience de soi, une plus grande acceptation de soi et une meilleure régulation émotionnelle, ce qui peut conduire à une meilleure attention, un meilleur contrôle des impulsions et une meilleure qualité de vie en général.

Alors, comment fonctionne la pleine conscience ? La recherche a montré que la pratique de la pleine conscience peut réellement modifier la structure et le fonctionnement du cerveau, en particulier dans les domaines liés à l'attention, au contrôle des impulsions et à la régulation émotionnelle. En pratiquant régulièrement la pleine conscience, vous pouvez développer un meilleur contrôle sur vos pensées, vos sentiments et vos comportements, et améliorer votre bien-être général.

Par exemple, des études ont montré que la pratique de la pleine conscience peut :

- Augmenter l'activité du cortex préfrontal, une zone du cerveau responsable de l'attention et du contrôle des impulsions
- Diminution de l'activité de l'amygdale, une zone du cerveau impliquée dans le traitement des émotions
- Améliorer la mémoire de travail et la flexibilité cognitive

En plus de ces avantages, la pleine conscience peut également aider les personnes atteintes de TDAH à développer une plus grande conscience de soi et une meilleure acceptation de soi, ce qui peut conduire à de meilleures relations, à de meilleures performances académiques et professionnelles et à une meilleure qualité de vie en général.

CHAPITRE 2

Créer un environnement de pleine conscience pour votre enfant

Créer un environnement de pleine conscience pour votre enfant est essentiel à son bien-être physique, émotionnel et mental. En tant que parent, vous jouez un rôle important en façonnant l'environnement de votre enfant et en influençant son développement. En créant un environnement de pleine conscience, vous pouvez aider votre enfant à développer ses compétences de pleine conscience, à réduire le stress et l'anxiété et à améliorer sa qualité de vie globale.

L'importance des environnements conscients
Les environnements de pleine conscience sont essentiels au développement des enfants car ils procurent un sentiment de sûreté, de sécurité et de soutien. Lorsque les enfants se sentent à l'aise et en sécurité dans leur environnement, ils sont plus

susceptibles d'explorer, d'apprendre et de grandir. Les environnements de pleine conscience aident également les enfants à développer la conscience de soi, l'autorégulation et les compétences sociales, qui sont cruciales pour leur bien-être émotionnel et mental.

Créer un environnement familial conscient

Créer un environnement familial conscient implique de concevoir et d'organiser intentionnellement votre maison pour promouvoir la pleine conscience. Ceci peut être réalisé par :

- Désencombrer et minimiser les distractions : supprimez l'encombrement, les jouets et les appareils électroniques qui peuvent distraire votre enfant et lui empêcher de se concentrer.
- Créer une atmosphère paisible : utilisez des couleurs apaisantes, un éclairage doux et une musique apaisante pour créer une atmosphère paisible qui favorise la relaxation et le calme.
- Désignation d'espaces de pleine conscience : créez des espaces désignés pour les pratiques

de pleine conscience, telles que la méditation, le yoga ou la lecture.

- Favoriser la lumière naturelle et la ventilation : ouvrez les rideaux et les stores pour permettre à la lumière naturelle et à l'air frais d'entrer dans votre maison.

Modéliser un comportement de pleine conscience

En tant que parent, vous êtes le modèle le plus important pour votre enfant. En modélisant un comportement de pleine conscience, vous pouvez enseigner à votre enfant l'importance de la pleine conscience et l'aider à développer des compétences de pleine conscience. Ceci peut être réalisé par :

- Pratiquer vous-même la pleine conscience : participez à des pratiques de pleine conscience, telles que la méditation, le yoga ou la respiration profonde, pour démontrer les avantages de la pleine conscience à votre enfant.
- Être présent et engagé : passez du temps de qualité avec votre enfant, participez à des

activités qu'il aime et soyez pleinement présent dans l'instant présent.
- Gérer vos propres émotions : modélisez une régulation émotionnelle saine en exprimant et en gérant vos émotions de manière saine et constructive.

Encourager le jeu conscient

Le jeu est un aspect essentiel du développement de l'enfant, et le jeu conscient peut aider les enfants à développer leurs capacités de pleine conscience tout en s'amusant. Encouragez le jeu conscient en :
- Fournir des jouets et du matériel de pleine conscience : Proposez des jouets et du matériel qui favorisent la pleine conscience, comme des puzzles, des blocs de construction ou des fournitures artistiques.
- Encourager le jeu en plein air : Encouragez votre enfant à participer à des activités de plein air, comme des promenades dans la nature, du jardinage ou simplement jouer dans un parc.
- Participer au jeu : Jouez avec votre enfant et adoptez un comportement conscient en étant pleinement présent et engagé.

CHAPITRE 3

Modeler la pleine conscience en tant que parent : commencer par soi-même

En tant que parent, vous êtes le modèle le plus important pour votre enfant. Votre comportement, vos attitudes et vos croyances façonnent le développement de votre enfant et influencent ses pensées, ses sentiments et ses actions. En matière de pleine conscience, il est essentiel de modéliser un comportement de pleine conscience pour enseigner à votre enfant l'importance de la pleine conscience et l'aider à développer ses compétences en matière de pleine conscience. Dans ce chapitre, nous explorerons l'importance de commencer par soi-même et comment modéliser la pleine conscience en tant que parent.

Le pouvoir de la modélisation

Les enfants apprennent en observant et en imitant les adultes, et les parents sont leurs modèles les plus importants. Lorsque vous modélisez un comportement de pleine conscience, vous démontrez la valeur de la pleine conscience et montrez à votre enfant comment développer ses compétences en pleine conscience. En commençant par vous-même, vous créez un environnement positif et favorable qui encourage votre enfant à adopter des habitudes de pleine conscience.

Conscience de soi et auto-réflexion

Avant de pouvoir modéliser la pleine conscience pour votre enfant, vous devez développer des capacités de conscience de soi et d'auto-réflexion. La conscience de soi implique de reconnaître vos pensées, vos sentiments et vos sensations corporelles dans le moment présent, tandis que l'auto-réflexion implique d'examiner vos expériences, vos croyances et vos valeurs. En développant la conscience de soi et les capacités d'autoréflexion, vous pouvez :

- Reconnaissez vos émotions et vos réactions : comprenez comment vous réagissez aux situations et comment vos émotions impactent votre comportement.
- Identifiez vos forces et vos faiblesses : reconnaissez vos qualités positives et vos points à améliorer.
- Développez un état d'esprit de croissance : acceptez les défis et considérez les échecs comme des opportunités de croissance.

Cultiver les compétences de pleine conscience

Pour donner l'exemple de la pleine conscience à votre enfant, vous devez développer vous-même ses compétences en matière de pleine conscience. Cela implique de pratiquer régulièrement la pleine conscience et de l'intégrer à votre routine quotidienne. Voici quelques façons de développer les compétences de pleine conscience :

- Méditation et respiration profonde : pratiquez la méditation de pleine conscience, des exercices de respiration profonde ou une relaxation guidée.

- Mouvement conscient : participez à des activités physiques comme le yoga, le tai-chi ou la marche tout en vous concentrant sur votre respiration et votre corps.
- Activités quotidiennes de pleine conscience : intégrez la pleine conscience à votre routine quotidienne en prêtant attention à vos pensées, à vos sentiments et à vos sensations corporelles lorsque vous effectuez des tâches.

Modéliser un comportement de pleine conscience

Une fois que vous avez développé des compétences de conscience de soi, d'auto-réflexion et de pleine conscience, vous pouvez modéliser un comportement de pleine conscience pour votre enfant. Cela implique de faire preuve de pleine conscience dans vos interactions et activités quotidiennes, telles que :

- Pratiquer la pleine conscience dans les tâches quotidiennes : montrez à votre enfant comment intégrer la pleine conscience dans les activités quotidiennes comme manger, marcher ou prendre une douche.

- Gérer les émotions et les réactions : Démontrez une saine régulation émotionnelle en exprimant et en gérant vos émotions de manière constructive.
- Participer à un jeu conscient : jouez avec votre enfant tout en étant pleinement présent et engagé, en utilisant un langage conscient et en encourageant un comportement conscient.

CHAPITRE 4

Enseigner la respiration consciente pour réduire l'anxiété

La respiration consciente est un outil puissant pour réduire l'anxiété et favoriser la relaxation. En enseignant aux enfants des techniques de respiration consciente, les parents et les tuteurs peuvent les aider à développer une compétence précieuse pour gérer l'anxiété et améliorer leur bien-être général. Dans ce chapitre, nous explorerons les avantages de la respiration consciente, comment enseigner la respiration consciente aux enfants et fournirons des conseils pour intégrer la respiration consciente dans la vie quotidienne.

Les avantages de la respiration consciente

La respiration consciente présente de nombreux avantages pour les enfants, notamment :

- Réduire l'anxiété et le stress : la respiration consciente aide les enfants à calmer leur esprit et leur corps, réduisant ainsi les sentiments d'anxiété et de stress.
- Améliorer la concentration : la respiration consciente améliore l'attention et la concentration, aidant ainsi les enfants à rester engagés dans les activités.
- Améliorer la conscience de soi : La respiration consciente aide les enfants à développer une plus grande conscience de soi, leur permettant de mieux comprendre leurs pensées, leurs sentiments et leurs sensations corporelles.
- Favoriser la relaxation et le calme : la respiration consciente induit un état de relaxation et de calme, aidant les enfants à se sentir plus apaisés et plus centrés.

Enseigner la respiration consciente aux enfants

Enseigner la respiration consciente aux enfants demande de la patience, de la créativité et une approche douce. Voici quelques conseils pour enseigner la respiration consciente aux enfants :

- Commencez par des séances courtes : commencez par de courtes séances de 2 à 3 minutes et augmentez progressivement la durée à mesure que les enfants se sentent plus à l'aise avec la pratique.
- Utilisez un langage simple : expliquez la respiration consciente en termes simples, en utilisant un langage que les enfants peuvent comprendre.
- Utilisez des aides visuelles : utilisez des aides visuelles comme des diagrammes ou des images pour aider les enfants à comprendre le concept de respiration consciente.
- Rendez-le amusant : intégrez des jeux et des activités qui impliquent une respiration consciente, rendant la pratique agréable et engageante.

Conseils pour intégrer la respiration consciente dans la vie quotidienne

Intégrer la respiration consciente dans la vie quotidienne peut être facile et pratique. Voici quelques conseils pour faire de la respiration consciente une habitude :

- Pratiquez régulièrement : encouragez les enfants à pratiquer régulièrement la respiration consciente, idéalement à la même heure chaque jour.
- Utilisez des rappels : placez des rappels à des endroits stratégiques, comme sur le réfrigérateur ou le miroir de la salle de bain, pour encourager les enfants à pratiquer la respiration consciente.
- À intégrer dans les activités quotidiennes : encouragez les enfants à pratiquer une respiration consciente pendant les activités quotidiennes comme se brosser les dents, prendre un bain ou avant de se coucher.
- Faites-en une affaire de famille : pratiquez la respiration consciente avec les enfants, ce qui en fait une expérience amusante et créant des liens.

CHAPITRE 5

Développer la conscience du corps et les compétences d'autorégulation

La conscience corporelle et les compétences d'autorégulation sont essentielles au développement global des enfants, car elles leur permettent de comprendre et de gérer leurs expériences physiques et émotionnelles. Dans ce chapitre, nous explorerons l'importance de la conscience corporelle et de l'autorégulation, comment développer ces compétences chez les enfants, et fournirons des conseils pour intégrer la conscience corporelle et l'autorégulation dans la vie quotidienne.

L'importance de la conscience du corps et de l'autorégulation

La conscience corporelle et les capacités d'autorégulation sont essentielles au développement physique, émotionnel et social des enfants. Ces compétences permettent aux enfants de :

- Comprendre et gérer les sensations physiques : Les enfants apprennent à reconnaître et à gérer les sensations physiques comme la faim, la soif, la douleur et la fatigue. Par exemple, un enfant qui a faim peut demander une collation ou un repas.
- Réguler les émotions : les enfants développent des compétences pour reconnaître, exprimer et gérer leurs émotions, conduisant ainsi à un meilleur bien-être émotionnel. Par exemple, un enfant en colère peut respirer profondément, compter jusqu'à dix ou s'éloigner de la situation.
- Développer la conscience de soi : les enfants acquièrent une meilleure compréhension de leurs pensées, de leurs sentiments et de leurs sensations corporelles, ce qui conduit à une conscience de soi accrue. Par exemple, un enfant qui reconnaît ses activités préférées peut demander à les faire pendant son temps libre.
- Améliorer les compétences sociales : les enfants apprennent à gérer plus efficacement les situations sociales, développant ainsi leur

empathie et leur compréhension envers les autres. Par exemple, un enfant qui remarque qu'un ami se sent triste peut lui offrir réconfort et soutien.

Développer la conscience du corps et les compétences d'autorégulation chez les enfants

Développer la conscience corporelle et les capacités d'autorégulation chez les enfants nécessite une approche douce et progressive. Voici quelques conseils pour développer ces compétences :

- Encouragez l'activité physique : engagez les enfants dans diverses activités physiques, comme le sport, la danse ou le yoga, pour les aider à développer leur conscience corporelle. Par exemple, un parent peut jouer au ballon avec son enfant, l'encourageant à courir et à attraper le ballon.
- Enseigner le vocabulaire émotionnel : aidez les enfants à identifier et à étiqueter les émotions, leur permettant ainsi de développer leur conscience émotionnelle. Par exemple, un parent peut demander à son

enfant : « Comment vous êtes-vous senti lorsque vous êtes tombé ? » et aidez-les à identifier l'émotion (par exemple, « Je me sentais triste »).

- Modélisez l'autorégulation : les enfants apprennent en observant, alors modélisez des compétences d'autorégulation comme prendre de profondes respirations, compter ou s'éloigner d'une situation. Par exemple, un parent peut dire : « Je me sens frustré en ce moment, alors je vais prendre une profonde inspiration et compter jusqu'à dix. »
- Pratiquez la pleine conscience : engagez les enfants dans des activités de pleine conscience, comme le scan corporel ou la marche consciente, pour accroître la conscience du corps et l'autorégulation. Par exemple, un parent peut guider son enfant à travers un scan corporel, lui demandant de remarquer ses orteils, ses pieds, ses jambes, etc.

Intégrer la conscience du corps et l'autorégulation dans la vie quotidienne

Intégrer la conscience corporelle et l'autorégulation dans la vie quotidienne peut être facile et amusant. Voici quelques conseils:

- Créez une routine quotidienne : établissez une routine quotidienne qui comprend de l'activité physique, des contrôles émotionnels et des pratiques de pleine conscience. Par exemple, une famille peut commencer la journée par une promenade matinale, suivie d'un petit-déjeuner pour discuter de ses émotions.
- Utilisez des rappels visuels : placez des rappels visuels, comme des affiches ou des tableaux, pour encourager les enfants à pratiquer la conscience corporelle et l'autorégulation. Par exemple, un parent peut créer un tableau des sentiments avec son enfant, répertoriant différentes émotions et expressions faciales correspondantes.
- Faites-en une affaire de famille : participez à des activités de sensibilisation au corps et d'autorégulation avec les enfants, ce qui en fait une expérience amusante et créant des

liens. Par exemple, une famille peut pratiquer le yoga ensemble, en observant sa respiration et ses mouvements corporels.

- Soyez patient et cohérent : Développer la conscience corporelle et les compétences d'autorégulation prend du temps, alors soyez patient et cohérent dans votre approche. Par exemple, un parent peut rappeler à son enfant de respirer profondément lorsqu'il se sent en colère, même s'il faut du temps à l'enfant pour développer cette compétence.

COMBIEN D'ÉTOILES Y A-T-IL LÀ-HAUT

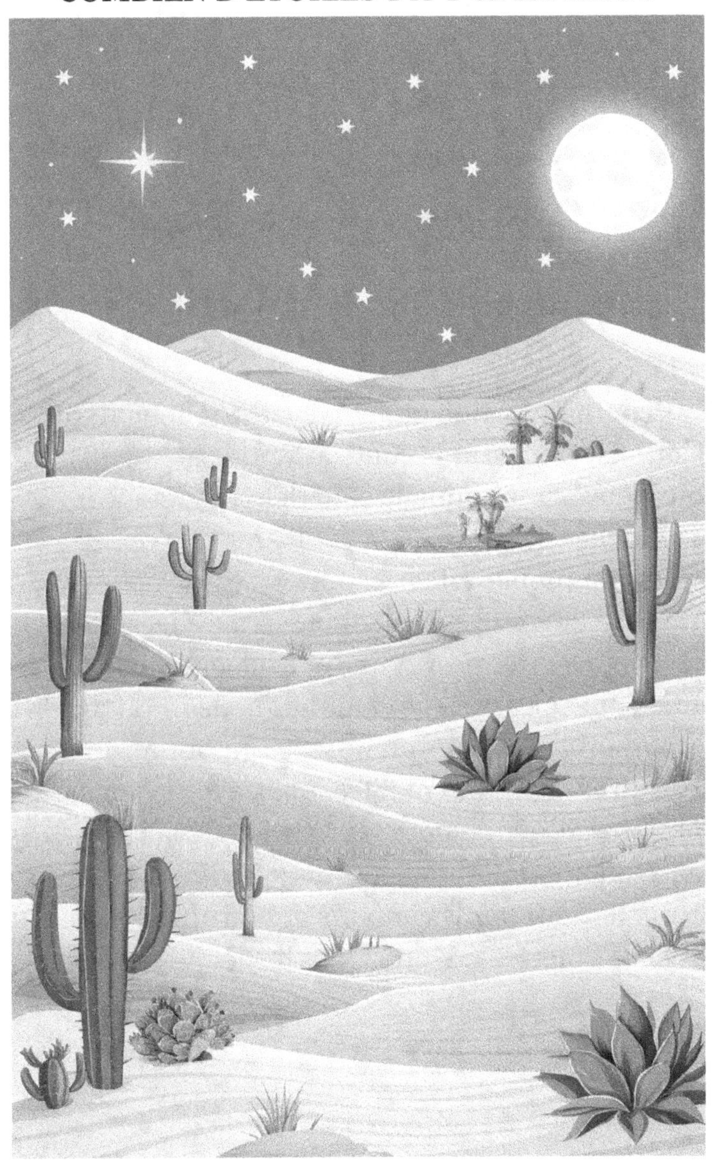

CHAPITRE 6

Écoute attentive et conscience émotionnelle

Une communication efficace est le fondement de relations solides, et l'écoute attentive et la conscience émotionnelle sont des compétences essentielles que les enfants doivent développer afin de communiquer efficacement. L'écoute attentive implique de s'engager pleinement avec les autres grâce à une attention et une conscience ciblées, tandis que la conscience émotionnelle implique de reconnaître et de comprendre les émotions de soi et des autres. Dans ce chapitre, nous explorerons l'importance de l'écoute attentive et de la conscience émotionnelle, comment développer ces compétences chez les enfants et fournirons des conseils pour les intégrer dans la vie quotidienne.

Le pouvoir de l'écoute attentive

L'écoute attentive est un outil puissant pour établir des relations solides et une communication efficace. Lorsque les enfants apprennent à écouter attentivement, ils peuvent mieux comprendre le point de vue des autres, développer de l'empathie et développer des relations plus solides. L'écoute attentive implique d'accorder toute son attention à l'orateur, d'éviter les distractions et de maintenir un contact visuel. Cela implique également d'éviter d'interrompre, de paraphraser et de résumer ce que l'orateur a dit, et de poser des questions ouvertes pour encourager l'orateur à partager ses pensées et ses sentiments.

Développer la conscience émotionnelle

La conscience émotionnelle est la capacité de reconnaître et de comprendre les émotions de soi et des autres. Lorsque les enfants développent une conscience émotionnelle, ils peuvent mieux gérer les situations sociales, gérer leurs émotions et développer leur empathie. La conscience émotionnelle implique de reconnaître les déclencheurs émotionnels, comprendre que les émotions font naturellement partie de la vie et développer la conscience de soi et les compétences d'autorégulation. Les enfants peuvent développer leur conscience émotionnelle en apprenant le vocabulaire émotionnel, en reconnaissant et en étiquetant leurs émotions et en comprenant ce que les autres pourraient ressentir dans une situation donnée.

Enseigner l'écoute attentive et la conscience émotionnelle

Enseigner l'écoute attentive et la conscience émotionnelle nécessite de la patience, de la cohérence et un renforcement positif. Les parents et les tuteurs peuvent modéliser des compétences d'écoute attentive telles que l'attention concentrée et la paraphrase, et utiliser un vocabulaire émotionnel dans les conversations quotidiennes avec les enfants. Ils peuvent également impliquer les enfants dans des activités de jeux de rôle, en pratiquant une écoute attentive et une conscience émotionnelle dans différents scénarios sociaux. De plus, les parents et les tuteurs peuvent encourager les enfants à prendre en compte les sentiments et les points de vue des autres et à s'engager dans des activités de renforcement de l'empathie, comme faire du bénévolat ou aider d'autres personnes dans le besoin.

Intégrer l'écoute attentive et la conscience émotionnelle dans la vie quotidienne

Intégrer une écoute attentive et une conscience émotionnelle dans la vie quotidienne peut être facile et amusant. Les parents et les tuteurs peuvent pratiquer une écoute attentive lors des conversations avec les enfants, en évitant les distractions et les interruptions. Ils peuvent également utiliser leur conscience émotionnelle pendant les conflits, reconnaissant et gérant leurs propres émotions pour résoudre efficacement la situation. De plus, les parents et les tuteurs peuvent participer à des activités de renforcement de l'empathie avec les enfants, en tenant compte des sentiments et des points de vue des autres. En intégrant une écoute attentive et une conscience émotionnelle dans la vie quotidienne, les parents et les tuteurs peuvent aider les enfants à développer des compétences essentielles pour une communication efficace et des relations solides.

CHAPITRE 7

Imagerie guidée et visualisation pour l'apaisement et la concentration

L'imagerie et la visualisation guidées sont de puissantes techniques d'auto-apaisement qui peuvent aider les enfants à se détendre, à se concentrer et à gérer le stress. En utilisant leur imagination, les enfants peuvent créer un sanctuaire mental qui procure une sensation de calme et de tranquillité. Dans ce chapitre, nous explorerons les avantages de l'imagerie et de la visualisation guidées, comment utiliser ces techniques avec les enfants et fournirons des conseils pour les intégrer dans la vie quotidienne.

Les avantages de l'imagerie guidée et de la visualisation

L'imagerie et la visualisation guidées offrent de nombreux avantages pour le bien-être émotionnel et mental des enfants. Ces techniques peuvent aider les enfants :

- Détendez-vous et réduisez le stress : l'imagerie et la visualisation guidées peuvent calmer l'esprit et le corps, réduisant ainsi les sentiments d'anxiété et de stress.
- Améliorer la concentration et la concentration : en créant une image mentale, les enfants peuvent concentrer leur attention et améliorer leur concentration.
- Améliorer la créativité : l'imagerie et la visualisation guidées peuvent stimuler la créativité et l'imagination des enfants.
- Développer la conscience de soi : Ces techniques peuvent aider les enfants à développer une meilleure compréhension d'eux-mêmes et de leurs émotions.

Utiliser l'imagerie guidée et la visualisation avec les enfants

L'imagerie guidée et la visualisation sont des techniques simples à utiliser avec les enfants. Voici comment:

Trouvez un espace calme et confortable : Identifiez un espace calme et confortable où les enfants peuvent se détendre et se concentrer.

- Utilisez des scripts d'imagerie guidée : créez ou utilisez des scripts d'imagerie guidée qui guident les enfants dans un voyage mental, les encourageant à utiliser leurs sens pour créer une image mentale.
- Encouragez la visualisation : Encouragez les enfants à visualiser un environnement paisible et apaisant, comme une plage ou une forêt.
- Faites-en une routine : intégrez des images et des visualisations guidées à la routine quotidienne des enfants, par exemple avant de se coucher ou pendant les transitions.

Conseils pour intégrer l'imagerie guidée et la visualisation dans la vie quotidienne

Incorporer des images guidées et des visualisations dans la vie quotidienne peut être facile et amusant. Voici quelques conseils:

- Utilisez la visualisation pendant les transitions : encouragez les enfants à visualiser un environnement paisible pendant les transitions, comme passer d'une activité à une autre.

- Créez une liste de lecture d'images guidées : Développez une liste de lecture de scripts d'images guidées ou de musique apaisante pour aider les enfants à se détendre.
- Utilisez des images guidées lors de situations stressantes : encouragez les enfants à utiliser des images guidées lors de situations stressantes, comme avant un test ou lors d'un désaccord.
- Faites-en une affaire de famille : participez à des activités guidées d'imagerie et de visualisation avec les enfants, ce qui en fait une expérience amusante et créant des liens.

Voici quelques exemples pratiques de conseils pour intégrer l'imagerie guidée et la visualisation dans la vie quotidienne :

Utiliser la visualisation pendant les transitions

Exemple : Lors d'un trajet en voiture jusqu'à l'école, encouragez votre enfant à visualiser une scène de plage paisible, en imaginant le bruit des vagues et la sensation du sable entre ses orteils.

Exemple : Avant un test, encouragez votre enfant à se visualiser en confiance et préparé, en s'imaginant répondre correctement aux questions.
Créer une playlist d'images guidées

Exemple : créez une liste de lecture de scripts d'images guidées ou de musique apaisante sur votre téléphone ou votre tablette, et écoutez-la pendant les moments calmes ou avant de vous coucher.

Exemple : utilisez une application d'imagerie guidée comme Calm ou Headspace qui propose des séances d'imagerie guidées pour les enfants.

Utiliser des images guidées lors de situations stressantes

Exemple : Pendant un orage, encouragez votre enfant à visualiser un endroit sûr et confortable, en s'imaginant se sentir calme et protégé.

Exemple : Avant un rendez-vous chez le médecin, encouragez votre enfant à se visualiser courageux et calme, en imaginant que la visite chez le médecin se déroule sans problème.
Faites-en une affaire de famille

Exemple : pratiquez l'imagerie guidée en famille avant de vous coucher, en imaginant un environnement paisible et relaxant.
Exemple : Créez un script d'imagerie guidée en famille, en imaginant et en décrivant à tour de rôle une scène paisible.

Utiliser la visualisation pendant les activités quotidiennes

Exemple : Pendant le brossage des dents, encouragez votre enfant à visualiser un sourire éclatant et une haleine fraîche.

Exemple : Pendant un repas, encouragez votre enfant à visualiser la nourriture qui nourrit son corps et lui donne de l'énergie.
Créer un pot de visualisation

Exemple : Notez différents scénarios de visualisation sur des bouts de papier (par exemple "Imaginez-vous sur une plage", "Imaginez-vous en train de voler") et mettez-les dans un bocal.

Exemple : Demandez à votre enfant de prendre un morceau de papier dans le pot et de visualiser le scénario avant de se coucher ou pendant un moment de calme.

Utiliser des images guidées pendant l'activité physique

Exemple : En marchant ou en faisant du jogging, encouragez votre enfant à se visualiser en mouvement rapide et sans effort, en imaginant le vent dans ses cheveux et le soleil sur son visage.

Exemple : Pendant le yoga ou les étirements, encouragez votre enfant à visualiser ses muscles se relaxant et son corps calme et flexible.

CHAPITRE 8

Enseigner l'auto-compassion et l'acceptation de soi

L'auto-compassion et l'acceptation de soi sont des compétences essentielles au bien-être émotionnel et à la résilience des enfants. En apprenant aux enfants à être gentils et compréhensifs envers eux-mêmes, les parents et les tuteurs peuvent les aider à développer une image de soi positive, à gérer le stress et l'anxiété et à établir des relations solides avec les autres. Dans ce chapitre, nous explorerons l'importance de l'auto-compassion et de l'acceptation de soi, comment enseigner ces compétences aux enfants et fournirons des conseils pour les intégrer dans la vie quotidienne.

Le pouvoir de l'auto-compassion et de l'acceptation de soi

L'auto-compassion et l'acceptation de soi sont des outils puissants pour le bien-être émotionnel des enfants.

En pratiquant l'auto-compassion et l'acceptation de soi, les enfants peuvent :

- Développer une image de soi positive : L'auto-compassion et l'acceptation de soi aident les enfants à développer une image de soi positive, renforçant ainsi leur confiance et leur estime de soi.

- Gérer le stress et l'anxiété : L'auto-compassion et l'acceptation de soi aident les enfants à gérer le stress et l'anxiété, en leur apprenant à être gentils et compréhensifs envers eux-mêmes dans les moments difficiles.

- Établir des relations solides : l'auto-compassion et l'acceptation de soi aident les enfants à établir des relations solides avec les autres, en leur apprenant à faire preuve d'empathie et de compréhension envers les autres.

Enseigner l'auto-compassion et l'acceptation de soi aux enfants

Enseigner l'auto-compassion et l'acceptation de soi aux enfants nécessite de la patience, de la cohérence et un renforcement positif. Voici comment:

- Donnez l'exemple de l'auto-compassion et de l'acceptation de soi : les enfants apprennent en observant, alors soyez vous-même un modèle d'auto-compassion et d'acceptation de soi. Par exemple, si vous faites une erreur, dites « J'ai fait une erreur, mais ce n'est pas grave. Je vais réessayer ».
- Utilisez un langage positif : Utilisez un langage positif lorsque vous parlez aux enfants, en vous concentrant sur leurs forces et leurs réalisations. Par exemple : « Tu es si courageux d'essayer quelque chose de nouveau ! » ou "J'aime la façon dont tu as dessiné cette image!"
- Encouragez la gentillesse : encouragez les enfants à être gentils et compréhensifs envers eux-mêmes, en leur apprenant à faire preuve d'auto-compassion. Par exemple, si un enfant a du mal à accomplir une tâche, dites-lui : « Ce n'est pas grave si vous ne pouvez pas encore le faire. Vous apprenez et

c'est quelque chose dont vous pouvez être fier.

- Enseigner la pleine conscience : enseignez aux enfants des techniques de pleine conscience, telles que la respiration profonde et la méditation, pour les aider à développer la conscience de soi et l'acceptation de soi. Par exemple, prenez quelques minutes chaque jour pour respirer profondément et vous concentrer sur le moment présent.

Conseils pour intégrer l'auto-compassion et l'acceptation de soi dans la vie quotidienne

Intégrer l'auto-compassion et l'acceptation de soi dans la vie quotidienne peut être facile et amusant. Voici quelques conseils:

- Faites preuve d'auto-compassion pendant les moments difficiles : Encouragez les enfants à faire preuve d'auto-compassion pendant les moments difficiles, comme lors d'une crise de colère ou lorsqu'ils se sentent stressés. Par exemple, dites : "Je sais que vous vous sentez vraiment bouleversé en ce moment.

Ce n'est pas grave. Il est normal de se sentir bouleversé parfois."

- Utilisez des affirmations positives : Utilisez des affirmations positives avec les enfants, telles que « Je suis capable et compétent » ou « Je suis gentil et attentionné ». Par exemple, créez un pot d'affirmations positives et demandez aux enfants d'en tirer chaque jour une affirmation pour la lire et y réfléchir.
- Encouragez les soins personnels : encouragez les enfants à prendre soin d'eux-mêmes, comme prendre un bain chaud ou lire un livre. Par exemple, aménagez un coin lecture cosy et encouragez les enfants à lire quelques minutes chaque jour.
- Faites-en une affaire de famille : pratiquez l'auto-compassion et l'acceptation de soi en famille, ce qui en fait une expérience amusante et créant des liens. Par exemple, organisez une séance de méditation en famille chaque semaine ou créez ensemble un pot d'affirmation positive.

QUE POUVEZ-VOUS TROUVER MON AMI

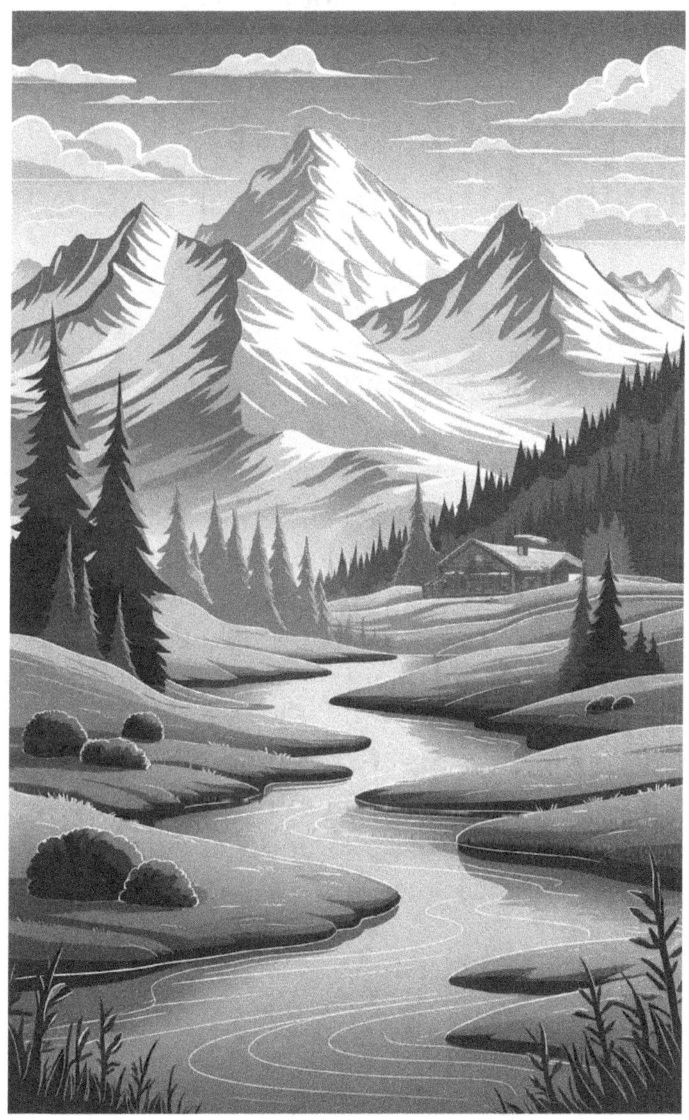

CHAPITRE 9

Mouvement conscient et activité physique pour apaiser et libérer de l'énergie

Le mouvement conscient et l'activité physique sont de puissantes techniques d'auto-apaisement qui peuvent aider vos enfants à gérer le stress, l'anxiété et l'excès d'énergie. En intégrant des mouvements conscients et une activité physique à votre vie quotidienne, vos enfants peuvent développer une plus grande conscience de soi, améliorer leur humeur et améliorer leur bien-être général. Dans ce chapitre, nous explorerons les bienfaits du mouvement conscient et de l'activité physique pour l'apaisement et la libération d'énergie, et nous fournirons des conseils pour intégrer ces techniques dans votre vie quotidienne.

Les avantages du mouvement conscient et de l'activité physique

Le mouvement conscient et l'activité physique offrent de nombreux avantages pour le bien-être émotionnel et physique de vos enfants. Ces avantages comprennent :

- Réduire le stress et l'anxiété : Des mouvements conscients et une activité physique peuvent aider vos enfants à gérer le stress et l'anxiété en libérant des endorphines, également connues sous le nom d'hormones du « bien-être ». Par exemple, après une longue journée à l'école, votre enfant peut s'adonner à une activité physique comme danser ou sauter avec écart pour relâcher les tensions et améliorer son humeur.

- Améliorer l'humeur : Une activité physique régulière peut améliorer l'humeur de vos enfants et réduire les symptômes de dépression. Par exemple, votre enfant qui se sent déprimé peut participer à une activité physique amusante comme le hula hoop ou le trampoline pour améliorer son humeur et son niveau d'énergie.

- Améliorer la conscience de soi : les mouvements conscients et l'activité physique peuvent aider vos enfants à développer une plus grande conscience de soi, leur permettant de mieux comprendre leurs pensées, leurs sentiments et leurs sensations corporelles. Par exemple, lors d'une séance de yoga, votre enfant peut se concentrer sur sa respiration et ses mouvements corporels, développant ainsi une plus grande conscience de son état physique et émotionnel.

- Libérer l'excès d'énergie : L'activité physique peut aider vos enfants à libérer l'excès d'énergie, réduisant ainsi l'agitation et l'agitation. Par exemple, votre enfant qui se sent agité peut participer à une activité physique comme courir ou nager pour libérer de l'énergie et calmer son esprit et son corps.

Types de mouvements de pleine conscience et d'activité physique

Il existe de nombreux types de mouvements conscients et d'activités physiques dont vos enfants peuvent profiter. Voici quelques exemples :

- Yoga : Une pratique consciente et physique qui combine mouvement, respiration et méditation. Vous pouvez pratiquer le yoga avec votre enfant, en le guidant à travers des poses et des exercices de respiration pour favoriser la relaxation et le calme.
- Tai chi : Un art martial lent et fluide qui favorise la relaxation et l'équilibre. Vous pouvez pratiquer le tai-chi avec votre enfant en lui apprenant des mouvements lents et délibérés pour favoriser le calme et la concentration.
- Danse : Une façon amusante et expressive de bouger le corps et de libérer de l'énergie. Vous pouvez mettre de la musique et danser avec votre enfant, l'encourageant à s'exprimer et à libérer de l'énergie.
- Marche et randonnée : une excellente façon de se connecter avec la nature et de libérer de l'énergie. Vous pouvez emmener votre enfant en randonnée, l'encourageant à

explorer et à apprécier la nature environnante.

- Sports : les sports d'équipe comme le football, le basket-ball et le tennis peuvent constituer une manière amusante et sociale de pratiquer une activité physique. Vous pouvez inscrire votre enfant dans une équipe sportive, l'encourageant à développer le travail d'équipe et les aptitudes physiques.

Conseils pour intégrer le mouvement conscient et l'activité physique dans votre vie quotidienne

Intégrer des mouvements conscients et une activité physique à votre vie quotidienne peut être facile et amusant. Voici quelques conseils:

- Commencez petit : Commencez par de courtes périodes d'activité physique, par exemple 10 à 15 minutes, et augmentez progressivement la durée à mesure que vos enfants se sentent plus à l'aise. Par exemple, vous pouvez commencer par de courtes séances de yoga avec votre enfant et augmenter progressivement la durée à mesure qu'il se sent plus à l'aise avec les poses et les exercices de respiration.

- Trouvez des activités qui apportent de la joie : Encouragez vos enfants à essayer différentes activités pour trouver ce qui leur apporte de la joie et leur fait du bien. Par exemple, vous pouvez essayer différentes activités physiques avec votre enfant, comme la natation, la danse ou la randonnée, pour trouver ce qu'il aime le plus.
- Faites-en une affaire de famille : pratiquez une activité physique avec vos enfants, ce qui en fera une expérience amusante et créant des liens. Par exemple, vous pouvez jouer au football avec votre enfant, favorisant ainsi le travail d'équipe et l'activité physique.
- Planifiez-la : faites de l'activité physique une priorité en la programmant dans votre vie quotidienne, par exemple juste après l'école ou avant le dîner. Par exemple, vous pouvez programmer une séance de yoga avec votre enfant après l'école, favorisant ainsi la relaxation et le calme.
- Concentrez-vous sur le processus et non sur le produit : encouragez vos enfants à se concentrer sur le processus de l'activité physique plutôt que sur le produit, comme gagner ou atteindre un certain objectif. Par

exemple, vous pouvez encourager votre enfant à se concentrer sur le processus d'apprentissage d'une nouvelle pose de yoga plutôt que sur l'objectif de la maîtriser.

CHAPITRE 10

Renforcer la résilience grâce à la pleine conscience et à la conscience de soi

La résilience est la capacité de résister à l'adversité et de s'en remettre, et c'est une compétence essentielle que les enfants doivent développer pour relever les défis de la vie. La pleine conscience et la conscience de soi sont deux outils puissants qui peuvent aider les enfants à développer leur résilience, et dans ce chapitre, nous explorerons comment.

Le rôle de la pleine conscience dans le renforcement de la résilience

La pleine conscience est la pratique consistant à être présent dans l'instant présent, en prêtant attention aux pensées, aux sentiments et aux sensations sans jugement. Lorsque les enfants sont attentifs, ils sont mieux à même de reconnaître et de gérer leurs émotions, leurs pensées et leurs comportements, ce qui est essentiel au renforcement de leur résilience. La pleine conscience aide les enfants à développer une plus grande conscience de soi, ce qui leur permet de comprendre leurs forces et leurs faiblesses et de développer des stratégies pour faire face au stress et à l'adversité.

Le rôle de la conscience de soi dans le renforcement de la résilience

La conscience de soi est la capacité de comprendre et de reconnaître ses propres pensées, sentiments et comportements. Lorsque les enfants sont conscients d'eux-mêmes, ils sont mieux à même de comprendre leurs motivations, leurs valeurs et leurs objectifs, et de développer un but et une orientation. La conscience de soi aide les enfants à développer un plus grand sentiment de contrôle et d'action, ce qui leur permet de se sentir plus autonomes et plus confiants face à l'adversité.

Stratégies pratiques pour renforcer la résilience grâce à la pleine conscience et à la conscience de soi

Voici quelques stratégies pratiques pour renforcer la résilience grâce à la pleine conscience et à la conscience de soi :

- Encouragez les enfants à pratiquer la pleine conscience à travers des activités telles que la méditation, la respiration profonde ou le yoga.
- Aidez les enfants à développer leur conscience de soi en les encourageant à réfléchir à leurs pensées, leurs sentiments et leurs comportements.
- Encouragez les enfants à développer un état d'esprit de croissance, ce qui signifie qu'ils considèrent les défis comme des opportunités de croissance et d'apprentissage.
- Aidez les enfants à développer un sens du but et de l'orientation en les encourageant à se fixer des objectifs et à travailler pour les atteindre.
- Modélisez vous-même la résilience, tandis que les enfants apprennent de ce qu'ils voient et expérimentent.

CHAPITRE 11

Développer des compétences en résolution de problèmes et en pensée critique

Les compétences en résolution de problèmes et en pensée critique sont essentielles pour que les enfants développent leurs compétences afin de naviguer dans les complexités de la vie. Ces compétences permettent aux enfants de penser de manière créative, de prendre des décisions éclairées et d'aborder les défis avec confiance et résilience. Dans ce chapitre, nous explorerons l'importance des compétences en résolution de problèmes et en pensée critique, et proposerons des stratégies pratiques aux parents et aux tuteurs pour aider les enfants à développer ces compétences.

L'importance des compétences en résolution de problèmes et en pensée critique

Les capacités de résolution de problèmes et de pensée critique sont essentielles au développement des enfants afin de réussir dans tous les domaines de la vie. Ces compétences permettent aux enfants de penser de manière créative, d'aborder les défis avec confiance et de prendre des décisions éclairées. Les enfants qui savent résoudre les problèmes et qui ont un esprit critique sont mieux équipés pour gérer le stress, l'anxiété et l'incertitude, et sont plus susceptibles de devenir des adultes heureux, en bonne santé et qui réussissent.

Encourager la résolution de problèmes et la pensée critique

Les parents et les tuteurs peuvent jouer un rôle essentiel en encourageant les enfants à développer des compétences en résolution de problèmes et en pensée critique. Voici quelques stratégies pratiques :

- Encouragez les enfants à poser des questions et à explorer leur curiosité. Par exemple, si un enfant demande « Pourquoi le ciel est-il bleu ? », encouragez-le à réfléchir aux raisons possibles et à explorer la réponse ensemble.
- Offrez aux enfants la possibilité de participer à des jeux et à des activités ouverts qui favorisent la créativité et la résolution de problèmes. Par exemple, fournissez des matériaux de construction comme des blocs ou des LEGO et mettez les enfants au défi de construire une structure spécifique ou de résoudre un problème.
- Encouragez les enfants à réfléchir de manière critique en posant des questions ouvertes et en les encourageant à considérer différentes perspectives. Par exemple, demandez à un enfant de réfléchir à la façon dont une histoire pourrait être différente si elle était racontée du point de vue d'un personnage différent.
- Modélisez vous-même vos compétences en matière de résolution de problèmes et de pensée critique, à mesure que les enfants apprennent de ce qu'ils voient et expérimentent. Par exemple, si vous essayez de résoudre un problème, réfléchissez à voix

haute et partagez votre réflexion avec votre enfant.

- Encouragez les enfants à prendre des risques et à essayer de nouvelles choses, même si elles sont inconfortables ou difficiles. Par exemple, encouragez un enfant à essayer un nouvel aliment ou une nouvelle activité, même s'il hésite.

Enseigner les compétences en résolution de problèmes et en pensée critique

En plus d'encourager les compétences en matière de résolution de problèmes et de pensée critique, les parents et les tuteurs peuvent également enseigner ces compétences directement. Voici quelques stratégies pratiques :

- Apprenez aux enfants les étapes de la résolution d'un problème, telles que l'identification du problème, le brainstorming de solutions et l'évaluation de l'efficacité de la solution. Par exemple, utilisez un problème simple comme « J'ai perdu mon jouet préféré » et parcourez ensemble les étapes de résolution du problème.

- Encouragez les enfants à réfléchir de manière critique en leur apprenant à évaluer les preuves, à considérer différentes perspectives et à reconnaître les préjugés. Par exemple, lisez ensemble un article de presse et discutez des différentes perspectives présentées.

- Offrez aux enfants la possibilité de mettre en pratique leurs capacités de résolution de problèmes et de pensée critique, par exemple à travers des puzzles, des jeux et des activités. Par exemple, essayez ensemble un casse-tête logique ou un jeu de réflexion critique.

- Encouragez les enfants à réfléchir à leurs processus de résolution de problèmes et de pensée critique, et à identifier les domaines à améliorer. Par exemple, demandez à un enfant de réfléchir à un moment où il a résolu un problème et à ce qu'il pourrait faire différemment la prochaine fois.

CHAPITRE 13

Créer une pratique de pleine conscience pour votre enfant : un guide étape par étape

Créer une pratique de pleine conscience pour votre enfant peut être un moyen puissant de l'aider à développer une plus grande conscience de soi, une plus grande autorégulation et une plus grande résilience. Dans ce chapitre, nous explorerons les avantages de la pleine conscience pour les enfants et fournirons un guide étape par étape sur la façon de créer une pratique de pleine conscience adaptée aux besoins et préférences uniques de votre enfant.

Avantages de la pleine conscience pour les enfants

Il a été démontré que la pleine conscience présente de nombreux avantages pour les enfants, notamment :
- Amélioration de la régulation émotionnelle
- Conscience de soi accrue
- Fonctionnement cognitif amélioré
- Meilleure qualité de sommeil

- Relations améliorées avec les autres

Guide étape par étape pour créer une pratique de pleine conscience pour votre enfant

- Commencez petit : commencez par de courtes pratiques quotidiennes de pleine conscience de 5 à 10 minutes.
- Trouvez un espace calme et confortable : Identifiez un espace calme et confortable où votre enfant peut pratiquer la pleine conscience sans distractions.
- Choisissez une activité de pleine conscience : sélectionnez une activité de pleine conscience que votre enfant apprécie, comme la respiration profonde, le scan corporel ou la méditation guidée.
- Faites-en une routine : intégrez la pleine conscience à la routine quotidienne de votre enfant, par exemple juste avant de se coucher ou après le dîner.
- Soyez cohérent : encouragez votre enfant à pratiquer la pleine conscience à la même heure chaque jour.

- Soyez patient et solidaire : encouragez votre enfant à être patient et gentil avec lui-même à mesure qu'il développe sa pratique de pleine conscience.
- Adaptez-le aux besoins de votre enfant : adaptez la pratique de pleine conscience aux besoins et préférences uniques de votre enfant.
- Intégrez la pleine conscience aux activités quotidiennes : encouragez votre enfant à intégrer la pleine conscience dans ses activités quotidiennes, comme manger ou marcher.

CHAPITRE 14

Surmonter les obstacles et maintenir les progrès : aider les enfants atteints de TDAH à développer la pleine conscience et la conscience de soi

Les enfants atteints de TDAH sont souvent confrontés à des défis uniques lorsqu'il s'agit de développer la pleine conscience et la conscience de soi. Leur cerveau est programmé pour être constamment en mouvement, ce qui rend difficile leur concentration et leur attention. Cependant, avec la bonne approche et les bonnes stratégies, les enfants atteints de TDAH peuvent apprendre à cultiver la pleine conscience et la conscience de soi, ce qui conduit à une meilleure concentration, une meilleure autorégulation et un bien-être général.

Obstacles courants

Les enfants atteints de TDAH peuvent être
confrontés à des obstacles supplémentaires lorsqu'il
s'agit de développer la pleine conscience et la
conscience de soi, notamment :
- Difficulté à maintenir la concentration et
  l'attention
- Impulsivité et agitation
- Difficulté à s'autoréguler et à contrôler ses
  émotions
- Capacité limitée à rester assis et à calmer
  l'esprit

Surmonter les obstacles

Pour surmonter ces obstacles, les parents et les
tuteurs peuvent essayer les stratégies suivantes :
- Décomposez-le en étapes plus petites : les
  enfants atteints de TDAH peuvent avoir des
  difficultés avec des périodes longues et
  soutenues de pratique de la pleine
  conscience. Décomposez-le en étapes plus
  courtes et plus faciles à gérer, telles que :

- ○ Exercices de respiration profonde de 5 minutes
- ○ Méditation guidée de 10 minutes
- ○ Pratique de yoga de 15 minutes

- Rendez-le amusant et engageant : intégrez des jeux, des applications et d'autres outils interactifs pour rendre la pleine conscience plus agréable et engageante pour les enfants atteints de TDAH, tels que :
  - ○ Livres à colorier de pleine conscience
  - ○ Applications de méditation guidée avec des personnages et des histoires amusantes
  - ○ Jeux et défis de yoga

- Utiliser l'activité physique : Intégrez l'activité physique à la pratique de la pleine conscience, par exemple :
  - ○ Postures de yoga qui aident à améliorer la concentration et l'équilibre
  - ○ Marcher ou faire du jogging en pleine conscience
  - ○ Tai chi ou autres pratiques d'arts martiaux

- Fournissez un renforcement positif : félicitez et récompensez les enfants atteints de TDAH pour leurs efforts et leurs progrès, aussi minimes soient-ils, tels que :
  - Félicitations et encouragements verbaux
  - Autocollants ou étoiles sur une carte
  - Privilèges ou friandises spéciales

- Soyez patient et compréhensif : Développer la pleine conscience et la conscience de soi demande du temps et des efforts, en particulier pour les enfants atteints de TDAH. Soyez patient et compréhensif, et n'oubliez pas qu'il est normal de procéder une étape à la fois, par exemple :
  - Ne soyez pas frustré s'ils ont du mal à se concentrer au début
  - Encouragez-les à faire des pauses et à y revenir plus tard
  - Célébrez les petits succès et les progrès

Maintenir les progrès

Pour maintenir les progrès et continuer à aider les
enfants atteints de TDAH à développer la pleine
conscience et la conscience de soi, les parents et les
tuteurs peuvent essayer ce qui suit :

- Faites-en une habitude : intégrez la pleine
  conscience à votre routine quotidienne, par
  exemple :
    - Juste avant de se coucher
    - Après le dîner
    - Avant les devoirs ou les études

- Trouvez des moyens de la rendre amusante :
  continuez à utiliser des jeux, des applications
  et d'autres outils interactifs pour rendre la
  pleine conscience plus agréable et plus
  engageante, tels que :
    - Nouvelles applications ou jeux de
      pleine conscience
    - Chasses au trésor en pleine
      conscience
    - Défis de pleine conscience entre amis
      ou en famille

- Fournir un soutien et des encouragements
  continus : Continuez à féliciter et à
  récompenser les enfants atteints de TDAH

pour leurs efforts et leurs progrès, et offrez un soutien et des encouragements continus, tels que :

- o Enregistrements réguliers et mises à jour des progrès
- o Encouragement à essayer de nouvelles activités de pleine conscience
- o Soutien et conseils en cas de difficultés

- Soyez flexible et adaptable : soyez prêt à ajuster et à adapter la pratique de la pleine conscience si nécessaire pour répondre aux besoins changeants des enfants atteints de TDAH, tels que :
  - o Essayer de nouvelles activités ou approches
  - o Ajuster la durée et la fréquence de la pratique de la pleine conscience
  - o Incorporer de nouveaux éléments, comme la musique ou la nature

COMBIEN DE COULEURS POUVEZ-VOUS TROUVER MON AMI

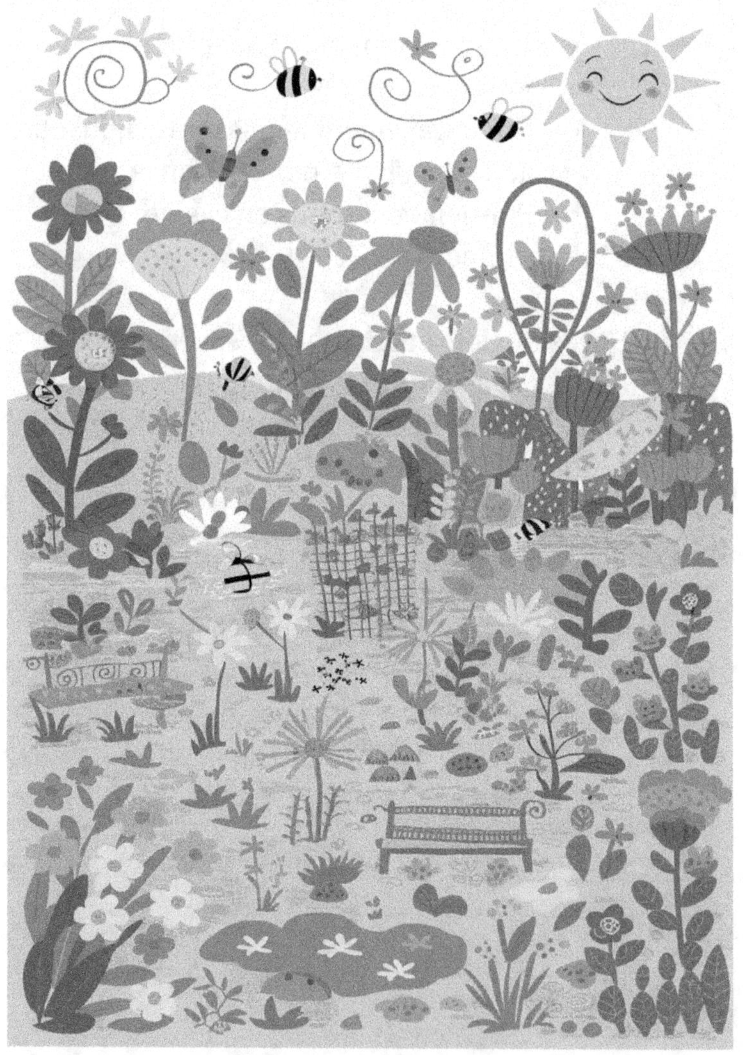

CONCLUSION

Alors que nous arrivons ensemble à la fin de ce voyage, il est essentiel de réfléchir aux principaux points à retenir et aux progrès que nous avons réalisés. Tout au long de ce livre, nous avons exploré le concept de pleine conscience, ses avantages et les moyens pratiques de l'intégrer dans notre vie quotidienne. Nous avons également discuté de la manière dont la pleine conscience peut aider les enfants atteints de TDAH à développer une meilleure concentration, une meilleure autorégulation et une plus grande conscience de soi.

Résumé des points clés à retenir

Certains des principaux points à retenir de ce livre incluent :
- La pleine conscience est la pratique consistant à être présent et conscient du moment présent, sans jugement ni distraction.

- La pleine conscience présente de nombreux avantages, notamment la réduction du stress et de l'anxiété, l'amélioration de la concentration, ainsi que l'amélioration de la conscience de soi et de l'autorégulation.
- Les enfants atteints de TDAH peuvent bénéficier de pratiques de pleine conscience, telles que la respiration profonde, les mouvements conscients et la méditation guidée.
- Les parents et les tuteurs peuvent modéliser un comportement de pleine conscience et encourager leurs enfants à pratiquer la pleine conscience.
- La pleine conscience peut être intégrée aux routines quotidiennes, telles que les repas, l'heure du bain et l'heure du coucher.
- La cohérence et la patience sont essentielles lorsqu'on enseigne aux enfants les pratiques de pleine conscience.

Encouragement à la pratique et à la croissance continues

Alors que vous poursuivez votre voyage de pleine conscience, n'oubliez pas que c'est un processus qui prend du temps, de la patience et de la pratique. Ne vous découragez pas si vous rencontrez des obstacles ou des défis en cours de route. Considérez-les plutôt comme des opportunités de croissance et d'apprentissage.

N'oubliez pas d'être gentil et compatissant envers vous-même et votre enfant lorsque vous traversez les hauts et les bas de la pratique de la pleine conscience. Célébrez les petites victoires et reconnaissez les progrès, aussi petits soient-ils.

Plus important encore, rappelez-vous que la pleine conscience est un voyage et non une destination. C'est une pratique qui nécessite des efforts et un engagement constants, mais les récompenses en valent la peine.

À mesure que vous avancez, gardez à l'esprit que la pleine conscience est une compétence qui peut être développée et renforcée au fil du temps. Avec une pratique et un dévouement réguliers, vous et votre enfant pouvez profiter des nombreux avantages de la pleine conscience et vivre une vie plus heureuse, plus saine et plus épanouissante.

ANNEXE

Exercices et activités de pleine conscience pour les enfants atteints de TDAH

Comme nous l'avons évoqué tout au long de ce livre, la pleine conscience est un outil puissant qui peut aider les enfants atteints de TDAH à développer une meilleure concentration, une meilleure autorégulation et une plus grande conscience de soi. Voici quelques exercices et activités de pleine conscience que vous pouvez essayer avec votre enfant :

Exercices de respiration profonde

« Respiration en ballon » : Demandez à votre enfant d'inspirer profondément par le nez, en remplissant complètement ses poumons, puis d'expirer lentement par la bouche, en imaginant qu'il gonfle un ballon.

« Respiration avec bulles » : Demandez à votre enfant d'inspirer profondément par le nez, puis d'expirer lentement par la bouche, en imaginant qu'il souffle des bulles.

Activités de mouvement en pleine conscience

« Marche consciente » : faites une marche lente et délibérée avec votre enfant, en faisant attention à la sensation de ses pieds touchant le sol et au mouvement de ses jambes et de ses bras.

« Yoga de pleine conscience » : pratiquez des poses de yoga simples avec votre enfant, telles que la « pose de l'arbre » ou le « chien tête en bas », et encouragez-le à faire attention à sa respiration et à la position de son corps.

Activités de méditation guidées

« Images guidées » : diffusez un enregistrement d'images guidées avec votre enfant, comme une forêt paisible ou une plage calme, et encouragez-le à s'imaginer dans la scène.

« Body Scan » : Allongez-vous avec votre enfant et guidez-le à travers un scan corporel, en prêtant attention à chaque partie de son corps et en relâchant toute tension ou inconfort.

Jeux et activités de pleine conscience

« Coloriage conscient » : Fournissez à votre enfant un livre de coloriage et des crayons de couleur, et encouragez-le à prêter attention aux couleurs et aux formes lorsqu'il colorie.

« Écoute consciente » : Jouez à « J'espionne » avec votre enfant et encouragez-le à écouter attentivement les sons qui l'entourent.
Activités alimentaires conscientes

« Mindful Snacking » : Offrez à votre enfant une collation saine, comme des fruits ou des noix, et encouragez-le à prêter attention au goût, à la texture et à l'odeur.

« Mindful Mealtime » : prenez un repas avec votre enfant et encouragez-le à prêter attention au goût, à la texture et à l'odeur de ses aliments.

Activités en pleine nature

« Marche consciente dans la nature » :
Promenez-vous avec votre enfant dans un parc ou
une réserve naturelle et encouragez-le à prêter
attention aux images, aux sons et aux odeurs qui
l'entourent.

« Jardinage conscient » : Aménagez un jardin avec
votre enfant, et encouragez-le à prêter attention à la
sensation du sol et à la croissance des plantes.

N'oubliez pas que le plus important est de rendre la
pleine conscience amusante et engageante pour
votre enfant. Expérimentez différents exercices et
activités et trouvez ce qui leur convient le mieux.
Avec une pratique et un dévouement réguliers,
votre enfant peut développer une plus grande
concentration, une plus grande autorégulation et
une plus grande conscience de soi, et vivre une vie
plus heureuse, plus saine et plus épanouissante.

QUE VOIS-TU MON AMI

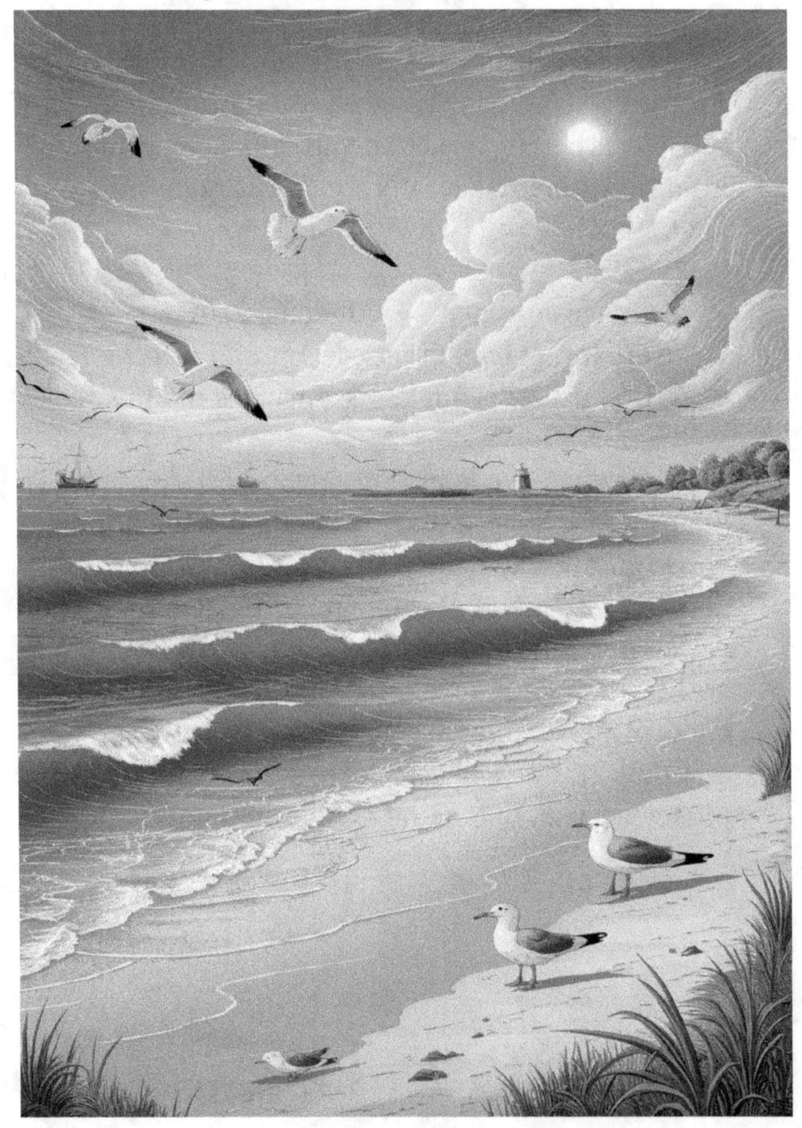